AF404576

Extrait du BULLETIN MÉDICAL du 5 juillet 1913.

LE
Cautère en dermatologie

PAR

M. L. BROCQ

PARIS

IMPRIMERIE TYPOGRAPHIQUE R. TANCRÈDE

15, rue de Verneuil, 15

1913

Extrait du BULLETIN MÉDICAL du 5 juillet 1913.

LE

Cautère en dermatologie

PAR

M. L. BROCQ

PARIS

IMPRIMERIE TYPOGRAPHIQUE R. TANCRÈDE

15, rue de Verneuil, 15

1913

LE CAUTÈRE EN DERMATOLOGIE

Le 17 février 1904, j'ai fait paraître dans la *Presse médicale* un article intitulé : *Le cautère et les états dits arthritiques*. Cet article eut, à cette époque, un certain retentissement auprès des praticiens; il passa totalement inaperçu, je devrais dire méprisé, du monde médical scientifique. Il était par trop vieux jeu. Que viennent faire maintenant dans ce brillant laboratoire qu'est devenue la médecine contemporaine notre répugnant cautère et nos idées surannées sur les alternances morbides? Mais nous sommes de ceux qui ne tiennent compte ni de la mode ni du goût du jour. Nous nous contentons d'observer, et de noter les faits cliniques. Il viendra un temps où de ces faits cliniques qui sont incontestables et au-dessus de toute discussion, partiront des travaux de laboratoire et naîtront des théories qui, elles aussi, seront alors considérées comme modernes.

Nous voudrions, dans cette courte note, rechercher les motifs du discrédit total dans lequel est tombé à l'heure actuelle un agent thérapeutique qui, dans certains cas, possède une incomparable efficacité. Rappelons les faits; et, pour mieux fixer les idées, qu'on me permette d'en résumer brièvement un des plus récents parmi ceux que j'ai l'occasion d'observer de temps en temps dans ma pratique.

Depuis près de neuf ans je soigne une femme de la province, actuellement âgée de soixante ans, ayant mené une vie active, s'étant toujours fortement nourrie, et presque exclusivement d'œufs et de viande. Aux approches de la ménopause, vers l'âge de quarante-huit ans, elle vit survenir de l'eczéma aux jambes, qu'elle avait légèrement variqueuses. Cet eczéma était extrêmement prurigineux ; par périodes il s'enflammait et suintait abondamment. Elle me consulta pour la première fois vers 1904, et je lui fis une prescription ordinaire d'eczéma. Il y eut des haut et bas, des périodes d'amélioration et d'aggravation successives. Je lui fis faire des saisons à la Bourboule qui ne réussirent pas ; Bagnères-de-Bigorre lui apporta au contraire un grand soulagement, et vers la fin de 1907, l'eczéma des jambes ayant à peu près complètement disparu, elle se crut guérie.

Cette période de calme ne dura pas longtemps. Dès la fin de 1908 l'eczéma reparut, mais sous une autre forme. Les deux oreilles rougirent, se tuméfièrent, les sillons rétro-auriculaires se mirent à suinter ; bref, un eczéma symétrique du type des parakératoses psoriasiformes eczématisées, ou eczéma séborrhéique psoriasiforme vrai, s'installa chez la malade, et dès le début revêtit des allures d'une intensité tout à fait exceptionnelle. Par moments il se produisait des poussées inflammatoires pendant lesquelles l'éruption s'étendait en tache d'huile, remontait des deux côtés dans le cuir chevelu, glissait en avant sur les tempes, le front, les paupières, les joues, descendait sur les régions mastoïdiennes et vers le cou. Les téguments se tuméfiaient, étaient d'un rouge violacé, tendus, douloureux, suintaient abondamment. Ces poussées duraient de quelques jours à cinq ou six semaines, puis il survenait un peu de calme. Le suintement disparaissait presque complètement pour ne persister que dans les sillons rétro-auriculaires. Mais peu à peu, au fur et à mesure que les poussées inflammatoires se répétaient, les téguments, surtout au niveau des pavillons des oreilles, restaient de plus en plus rouges et tuméfiés, de telle sorte que, malgré les traitements locaux ordinaires des eczémas séborrhéiques, au bout d'un an, pendant les périodes de calme, ces régions avaient tout à fait l'aspect de tissus éléphantiasiques.

Devant l'extrême résistance de ces accidents à toutes les médications locales ordinaires, devant l'extrême sensibilité de la malade qui ne pouvait plus sortir, s'exposer à l'air, subir le moindre contact irritant sans voir se produire de nouvelles poussées, nous instituâmes un traitement hygiénique et diététique des plus rigoureux. Après deux années de soins de toute nature sans avoir obtenu le moindre résultat, nous fîmes procéder par notre collaborateur et ami, M. le Dr Ayrignac, à une analyse complète de la nutrition de la malade : on établit sur ces bases un régime alimentaire des plus stricts. Voyant que les accidents éruptifs existaient toujours, nous eûmes recours en 1910 à la radiothérapie ; nous prescrivîmes à l'intérieur de la thyroïdine et la médication de la goutte. Il nous parut que ces dernières mesures avaient produit une certaine atténuation dans les poussées éruptives. Elles persistaient cependant, quoique un peu moins fortes : les pavillons des oreilles gardaient toujours leur aspect éléphantiasique. La malade était désespérée.

Ce fut alors, en août 1911, que je me décidai enfin à lui poser et à lui entretenir un vésicatoire au bras gauche.

L'effet en fut magique.

Dès que la suppuration fut établie au niveau du vésicatoire, les poussées inflammatoires et congestives cessèrent de se produire du côté des oreilles ; peu à peu les téguments se décongestionnèrent, s'amincirent, perdirent leur aspect éléphantiasique. Dès le mois de novembre les pavillons des oreilles avaient repris leur volume normal.

La malade tenta alors de laisser sécher son vésicatoire ; dès que la suppuration se ralentit, une petite poussée éruptive se produisit du côté des oreilles. On remit de la pommade épispastique et tout rentra dans l'ordre.

La dernière fois que je vis la malade, en septembre 1912, elle allait bien. Il n'y avait plus, comme vestige des effroyables lésions qu'elle avait présentées pendant plusieurs années, que quelques plissements de la peau, et peut-être par places un peu de rougeur. Elle avait repris son existence ordinaire ; elle pouvait sortir, aller en voiture découverte sans inconvénients. Mais elle avait quelques douleurs au niveau du deuxième orteil du pied gauche, qui était tuméfié, et elle entretenait soigneusement son vésicatoire au bras gauche.

Telle est, fort résumée, cette curieuse histoire que je me propose de publier *in extenso* dans un travail que je prépare sur les états éléphantiasiformes des pavillons de l'oreille consécutifs à des eczémas.

Quelle est sa signification ? Il est incontestable que des poussées fluxionnaires, congestives, qui, chez cette malade, se portaient autrefois aux jambes, puis, plus récemment, aux oreilles et aux régions voisines de la face, ont cessé de se produire quand on a eu établi une suppuration permanente au niveau d'un vésicatoire. Ce qui le prouve surabondamment, c'est que lorsque l'on a voulu, après une période de calme, supprimer ce vésicatoire, les poussées fluxionnaires ont immédiatement reparu ; il est donc impossible d'invoquer ici une coïncidence, une disparition graduelle des accidents cutanés sous l'influence, soit de l'évolution naturelle du mal, soit des traitements diététiques et médicamenteux institués.

Certes, cette objection vient tout de suite à l'esprit : elle est logique, car chez une autre malade atteinte d'accidents analogues, mais moins intenses, nous avons pu, par un traitement médicamenteux identique à celui que nous avions fait chez la malade dont nous venons de parler, et grâce à un régime alimentaire de la plus grande rigueur, obtenir peu à peu une diminution graduelle des poussées éruptives, puis leur quasi disparition, bien que, de temps en temps encore, il y ait un peu de tuméfaction des pavillons ou des paupières; enfin, les téguments ont chez elle repris leur aspect normal sans que nous ayons eu recours à l'emploi d'un vésicatoire permanent ou d'un cautère.

Dans le cas dont je viens de résumer l'histoire l'évolution a été tout autre. L'affection, quoique un peu moins violente que lors de son acmée, était encore en pleine activité lorsque nous nous sommes résignés à mettre le vésicatoire. Il n'y a pas eu, comme chez l'autre malade, diminution graduelle, lente, dans l'intensité des poussées ; les poussées ont cessé brusquement de se produire. En quand on a voulu laisser sécher le vésicatoire, elles ont reparu.

Il n'y a donc pas à épiloguer. Le fait est, dans sa netteté, au-dessus de toute discussion. Il s'impose.

C'est un document de plus à ajouter à ceux que j'ai déjà fait connaître, à ceux que bien d'autres praticiens avaient fait connaître avant moi, et qui démontrent que dans certains cas, lorsque l'on a affaire à des poussées congestives récidivantes rebelles se portant sur un des organes de l'économie, et résistant à toutes les médications diététiques et médicamenteuses rationnelles connues, on peut faire cesser ces poussées en installant en un point quelconque des téguments une suppuration continue, soit vésicatoire, soit cautère, soit séton.

Ce que nous faisons artificiellement dans ces cas, la nature le fait parfois spontanément d'elle-même, et nous avons déjà fort souvent et fort longuement insisté sur ces cas si curieux qui, malheureusement, ne sont encore sainement interprétés que par fort peu de médecins.

Nous avons démontré, dans plusieurs de nos mémoires, qu'il existe une forme morbide éruptive qui, chez beaucoup de sujets, joue le rôle d'un cautère ; cependant ce n'est peut-être pas tout à fait exact, comme nous allons le voir un peu plus loin. Nous voulons parler de ce que les vieux auteurs français appelaient le *lichen simple chronique*, ce qu'avec le Dr Jacquet nous avons dénommé *névrodermite chronique circonscrite* en 1890, ce que plus tard, afin d'éviter toute discussion et tout reproche d'idées théoriques, nous avons désigné sous le nom de *prurit circonscrit avec lichénification*.

Chez des sujets à échanges nutritifs défectueux, presque toujours menant une vie trop sédentaire, faisant abus ou simplement usage de café, de thé ou de chocolat, à système nerveux d'une impressionnabilité excessive, on voit parfois se développer une éruption de cet ordre, et pendant qu'elle existe ceux qui en sont atteints ne souffrent plus des migraines, des névralgies, des crises nerveuses, des accès d'asthme, etc..., qu'ils présentaient avant l'apparition de cette dermatose. Vient-elle à disparaître pour une raison ou pour une autre, les accidents internes dont les malades souffraient avant l'apparition de l'affection cutanée, se produisent de nouveau.

Dans cette catégorie de faits il s'agit presque toujours de manifestations morbides qui, sous une forme ou sous une autre, semblent affecter surtout le système nerveux de l'individu.

Dans le cas que nous avons relaté plus haut, le système nerveux était intéressé, mais il y avait, en outre, des phénomènes goutteux des plus nets, des viciations profondes de la nutrition générale ; aussi les accidents cutanés ne consistaient pas en de simples lichénifications sèches non suintantes, comme dans le prurit avec lichénification pure ; le prurit existait, il y avait des lichénifications ; mais il se produisait aussi des poussées congestives considérables, des suintements abondants, et comme substratum nous avions une parakératose psoriasiforme eczématisée ou eczéma séborrhéique psoriasiforme; et c'est précisément dans les faits de cet ordre, que caractérisent des poussées fluxionnaires de grande intensité, que nous croyons utile les cautères ou les vésicatoires permanents.

A ce groupe de faits se rattachent les prurigos vrais que nous appelons, en France, le prurigo de Hébra; les affections dénommées par E. Besnier prurigos diathésiques à forme objective eczémato-lichénienne, qui en bonne et pure terminologie dermatologique devraient être appelés prurits à récidives avec eczématisation et lichénification; les eczémas papulo-vésiculeux vrais; enfin, comme dans le cas ci-dessus mentionné, certains eczémas séborrhéiques à poussées congestives récidivantes.

Quand des manifestations éruptives de ces catégories se produisent avec persistance chez des sujets qui souffraient avant l'apparition de leur dermatose de bronchites chroniques, de crises hépatiques ou gastro-intestinales, de fluxions goutteuses, de crises nerveuses, etc., quand l'apparition des accidents cutanés a coïncidé avec la disparition des accidents viscéraux, quand la disparition des accidents cutanés a coïncidé avec la reproduction des accidents viscéraux, si une hygiène convenable et une médication appropriée ne semblent pas améliorer assez rapidement le malade, on est autorisé, ce nous semble, à recourir au cautère, au séton, ou au vésicatoire permanent.

Pourquoi les médecins de l'époque actuelle sont-ils si opposés à cette médication? Pourquoi accablent-ils de leurs sarcasmes les vieux praticiens qui s'en servent ? Pourquoi n'ont-ils pas assez de mépris pour ceux qui osent préconiser un traitement aussi « antiscientifique » ?

Il faut bien reconnaître que la pratique du cautère, du séton et du vésicatoire permanent a été tuée par les excès auxquels se sont livrés ses partisans fanatiques, et à leur suite le public peu éclairé des campagnes. On a traité des

teignes, des impétigos, etc., par le vésicatoire permanent !
On a mis des cautères pour guérir des éruptions artificielles !
Et nous ne parlons que de ce que nous avons vu. La réac-
tion devait fatalement se produire, et comme toujours, elle
s'est faite totale, sans discernement.

On a reconnu que, dans la plupart des cas, le vésicatoire
permanent était appliqué en dépit de toute saine notion
médicale pour traiter des lésions que la simple propreté, que
de minimes soins d'asepsie suffisaient à guérir, que dans
la plupart de ces cas il ne faisait qu'aggraver le mal, que
dans d'autres, comme pour les teignes par exemple, il ne
pouvait vraiment être d'aucune utilité, et on en a conclu
que c'était une pratique de tout point absurde, uniquement
fondée sur des préjugés ridicules. On l'a donc radicalement
condamnée, et, comme on le voit, en s'appuyant sur d'excel-
lentes raisons, fondées sur l'observation précise des faits.
Mais il convient d'ajouter que cet ostracisme a été singuliè-
rement facilité par la nouvelle orientation qu'a subie l'esprit
médical sous l'influence des recherches anatomo-patholo-
giques qui ont dominé les deux premiers tiers du siècle der-
nier.

En effet, tous ceux qui, comme nous, approchent de
la soixantaine, ont été formés de 1865 à 1880 par l'école
anatomo-pathologique, alors encore triomphante. Les lésions
d'organes étaient les maladies. On comprend qu'avec cet état
d'esprit, l'idée d'un cautère placé au bras pour faire disparaître une bronchite ou un eczéma de l'oreille était parfaitement illogique.

Certes oui ! il est absurde de poser un cautère pour guérir un impétigo ou une teigne, mais, à l'heure actuelle, n'as-
sistons-nous pas à de semblables extravagances avec cer-
taines des méthodes thérapeutiques que les découvertes
scientifiques les plus récentes mettent à notre disposition ?
Pour rester dans le sujet que j'ai abordé aujourd'hui, ne
préconise-t-on pas maintenant la radiothérapie comme étant
le traitement de choix de ces prurits circonscrits avec lichénification, dont je parlais tout à l'heure, et qui ne sont que
des manifestations à la peau d'états généraux et d'intoxica-
tions qu'il faudrait avant tout modifier ? Que la radiothéra-

pie puisse, dans certains de ces cas, lorsque les crises de
prurit sont par trop intolérables, rendre de réels services,
c'est hors de doute, et on est autorisé à y avoir recours
lorsque les souffrances sont trop vives, et lorsqu'il est impossible au malade de faire le traitement rationnel voulu.
Deux ou trois séances de radiothérapie calment presque toujours le prurit, et, diminuant ainsi les grattages, permettent
aux lésions de s'effacer. Mais, comme on n'a nullement mo-
difié les causes premières de l'affection, elle reparaît bien
tôt, soit ailleurs, soit aux mêmes endroits, et si l'on veut
continuer la même médication, on est à peu près entraîné à
provoquer l'apparition de radiodermites chroniques plus ou
moins graves, ce qui n'empêche pas la maladie première de
persister. Il est donc peu médical d'ériger en méthode de
choix un procédé qui ne doit être appliqué que dans certains cas, pour pallier certains symptômes, qui ne peut
guérir radicalement le sujet, et qui entraîne parfois de
sérieux inconvénients.

Je sais bien que les erreurs actuelles ne peuvent excuser
les erreurs passées ; elles devraient cependant porter à l'in-
dulgence ; elles devraient aussi, et surtout, engager les maî-
tres actuels de la médecine à ne pas condamner sans un
examen approfondi et impartial les méthodes autrefois uni-
versellement adoptées.

Sont-elles donc si ridicules ces méthodes de la révulsion
et de la dérivation ?

Dans beaucoup de cas, ce qui fait la gravité d'une affection, ce sont les poussées congestives ou fluxionnaires qui
se produisent au niveau du point lésé. C'est un fait d'observation qu'ont constaté tous les praticiens depuis que la médecine existe : il semble qu'on le perde beaucoup de vue én
ce moment, et cependant c'est un fait d'une importance
capitale, qui est vrai pour toute la pathologie et pas seule-
ment pour les affections cutanées.

Précisons, pour qu'il n'y ait pas d'ambiguïtés.

Quand on applique des sinapismes sur le thorax d'une
personne atteinte de bronchite ou de congestion pulmonaire,
quand on couvre de pointes de feu une articulation malade,
on fait de la *révulsion*.

Quand j'ai à traiter un eczéma de la face compliqué de poussées congestives intenses, je m'efforce de faire de la *dérivation*. Par des bains de pieds à l'eau chaude et au gros sel je fais de la dérivation du côté des membres inférieurs, par des purgatifs légers et répétés je fais de la dérivation du côté du tube digestif, etc. Cette dérivation sur de vastes surfaces est applicable aux poussées congestives intenses, aiguës et passagères. Mais nous faisons autre chose encore qu'une simple révulsion ou qu'une simple dérivation quand nous posons un vésicatoire permanent, un cautère ou un séton.

Ces moyens thérapeutiques agissent, en effet, surtout lorsqu'il s'est produit de la suppuration à leur niveau. Il y a là un mécanisme spécial à étudier, mécanisme qui se rapproche dans une certaine mesure de celui des abcès de fixation de Fochier, quoique ce ne soit pas non plus la même chose. Qu'on me permette de citer un fait clinique pour bien fixer les idées.

J'ai eu autrefois à soigner un de mes amis, atteint de prurit ano-génital avec lichénification et eczématisation. Après la disparition de ces accidents cutanés, il fut pris de phénomènes bizarres simulant une tumeur cérébrale. Il en était arrivé à la période de gâtisme, quand, nous souvenant que ces accidents étaient survenus après la disparition de son eczéma, nous essayâmes de lui faire de la *révulsion* à la nuque en lui appliquant une forte série de pointes de feu : *c'était bien de la révulsion*. Il y eut une légère amélioration. Encouragés par ce premier résultat, nous lui posâmes un cautère à la nuque. Et dès qu'il fût arrivé à la période de suppuration, tous les phénomènes cérébraux disparurent comme par enchantement. Le malade reprit son existence habituelle. *La suppuration permanente avait agi d'une manière plus puissante que la simple révulsion.*

Il est donc hors de doute que dans des faits de cet ordre on ne peut parler de simple révulsion. Il y a autre chose, et cette autre chose, nous en avons la ferme confiance, on finira par l'élucider.

Les médecins, qui sont en ce moment dans la force de

l'âge et de l'intelligence, ont été élevés dans les idées pasto-
riennes. Or, ces idées, comprises d'une manière étroite, ne
peuvent expliquer l'action à distance d'une suppuration
continue.

En quittant les terrains anciens de l'observation pure et
simple du sujet malade, en s'engageant, comme elle devait
le faire, dans la voie féconde, précise et scientifique de l'étude
des lésions d'organes, puis du parasitisme, la médecine a pris
les apparences d'une science exacte, d'où le mépris qu'ont
les hommes de laboratoire pour les modestes observateurs.
Et je dirai que c'est parfaitement naturel, car l'esprit hu-
main n'est satisfait que lorsqu'il croit avoir l'explication
des choses; il ne peut se contenter de simples constata-
tions.

Mais on n'a pas tardé à s'apercevoir que ni les lésions
d'organes, ni le parasitisme ne peuvent suffire à expliquer
tous les phénomènes morbides que l'observation clinique
nous révèle; et voici que le laboratoire médical est entré
depuis quelques années dans une voie encore plus féconde
que celle de l'école anatomo-pathologique, que celle de
l'école parasitologique : on a abordé l'étude des milieux de
l'organisme, des toxines, des antitoxines, des poisons soit
d'origine endogène, soit d'origine exogène, etc.; et le jour
n'est pas loin où les méthodes si décriées dont nous venons
de parler verront, avec une explication dite scientifique,
refleurir en partie leur ancienne renommée, et, réhabilitées,
reprendront dans l'arsenal thérapeutique la place qui leur
est due.

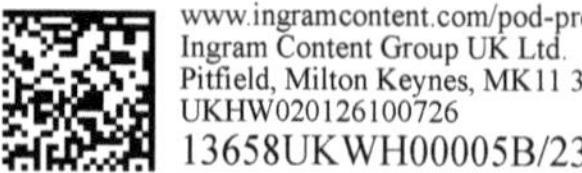